NOUVEAU PROCÉDÉ

DE

CONSERVATION DU VIRUS-VACCIN,

Par le docteur P.-D. LALAGADE,

Ancien chef de Clinique de la Faculté de médecine de Montpellier, ancien membre du jury médical, membre du Conseil d'hygiène et de salubrité publique, membre du Comité central de vaccine, médecin du Bureau de Bienfaisance, de l'hôpital et des prisons d'Albi, Conservateur du dépôt de virus-vaccin pour le département du Tarn.

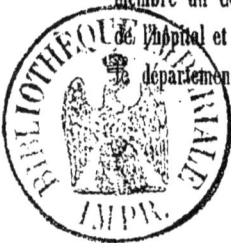

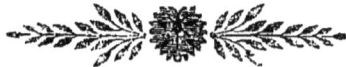

A PARIS, chez J.-B. BAILLIÈRE, Libraire de l'Académie impériale de médecine, rue Hautefeuille, 19.

A MONTPELLIER, chez PATRAS, Libraire.

A TOULOUSE, Librairie Centrale, rue St-Rome, 46.

1856

Albi, Impr. de M. PAPAILHIAU.

A Monsieur Félix MONTOIS, Chevalier de la Légion-d'Honneur, Préfet du département d'Eure-et-Loir, ancien Préfet du Tarn,

HOMMAGE

De notre profond respect et de toute notre affection.

LALAGADE.

AVANT-PROPOS.

Le trente-un octobre mil huit cent cinquante-trois, nous eûmes l'honneur de soumettre à l'Académie impériale de médecine notre procédé de conservation du virus-vaccin, et l'instrument de notre invention pour emplir *entièrement* les tubes du précieux préservatif et pour l'en faire sortir, par *très minimes fractions* de goutte, à la volonté et suivant les besoins de l'opérateur; en récompense de nos travaux, l'Académie impériale de médecine nous a décerné une médaille d'or.

Dans le mois de juin mil huit cent cinquante-quatre, nous donnâmes communication de notre travail au comité central de vaccine de notre ville, nous fûmes flatté et heureux de l'approbation unanime de nos honorables collègues.

Un grand nombre de médecins et de sages-femmes nous demandaient du virus-vaccin, recueilli et conservé d'après notre procédé, et des explications sur le mode d'opérer. Pour donner satisfaction aux exigences de notre position de directeur du dépôt central de vaccine, nous adressames, dans le mois d'août de la même année, aux vaccinateurs du département, une circulaire dans laquelle nous nous contentions de leur faire connaître les détails *pratiques* les plus importants.

Nous éprouvons le besoin d'exprimer ici, à MM. les membres du Conseil général du Tarn, toute notre reconnaissance pour les encouragements qu'ils ont bien voulu donner spontanément à notre découverte. La haute approbation de l'élite de notre pays a été pour nos longues et laborieuses recherches une récompense bien douce et bien flatteuse.

Nous avons trouvé une bienveillance extrême auprès de l'administration supérieure qui dirigeait les intérêts du département avec une si haute intelligence, avec un si grand dévouement, et qui a laissé parmi nous de profonds et unanimes regrets.

Une bonne conservation du virus-vaccin est un fait si important, les moyens employés jusqu'ici nous paraissent si insuffisants, que nous croyons de notre devoir de faire connaître à tous nos confrères notre instrument et notre procédé dans leurs détails *les plus complets*. Rien ne doit être négligé quand il s'agit des bienfaits de la vaccine, de la propagation de la méthode Jennérienne, la plus grande découverte que l'humanité ait faite.

Il nous faut, tous, travailler, dans les limites de nos moyens, à répandre cette merveilleuse inoculation destinée à faire disparaître du globe le fléau dévastateur de la petite-vérole. Ne reculons devant aucune peine, devant aucun sacrifice pour universaliser cette admirable pratique, qui, tout en rendant notre espèce et plus belle et plus forte, a déjà sauvé la vie à des millions de nos semblables. Le monde entier, et en particulier notre belle France jouissent des bienfaits inappréciables de la vaccine.

La science médicale, et à la tête l'Académie impériale de médecine, le corps pratiquant des médecins, les sages-femmes, les magistrats, le clergé, le gouvernement, tous ont été unanimes pour proclamer dans notre patrie l'immense utilité de la vaccine, et ont rivalisé de zèle pour propager le virus préservateur au sein de nos populations, en général, bien disposées. La prodigieuse semence jetée, il y a plus d'un demi-siècle, par l'immortel médecin de Berkley, au sein de la grande famille humaine, a été reçue d'abord avec bienveillance et bientôt avec enthousiasme sur le riche sol de notre France; elle s'y est vîte développée, et l'arbre qui a pris des racines si profondes couvre déjà tout notre pays de ses rameaux vivifiants.

Cependant quelques contrées, quelques peuples

non civilisés, par une malheureuse prévention, par un fanatisme déplorable, repoussent encore la vaccine. Aussi y voit-on des épidémies de petite-vérole faire des ravages affreux, des mortalités incessantes, des infirmités terribles et hideuses. Nous ne pouvons que les plaindre de toute notre âme, de leur aveuglement insensé.

D'un autre côté, quelques individualités médicales, sous l'influence d'un système erroné, ne veulent point accepter, ou combattent l'inoculation Jennérienne. Cette dernière circonstance afflige sans étonner. Ne met-on point en doute les choses les plus évidentes, les plus mathématiquement vraies? Des esprits forts nient l'existence de Dieu, comme de prétendus philosophes ont nié l'existence de la matière! Ceux qui repoussent aujourd'hui les incontestables avantages de la vaccine, ou la proclament nuisible, sont dans une illusion profonde ou trompent leur conscience scientifique. Dans les écarts de leur imagination, ils ont découvert que nous naissions tous avec le germe de la petite-vérole, que cet affreux exanthème était utile, *nécessaire* au bien-être de toutes les organisations; que prévenir ou enrayer cette maladie (très souvent *mortelle*) c'était priver l'économie d'un puissant *dépuratif*!... Nous naissons tous avec une aptitude plus ou moins grande à contracter la petite-vérole, mais nous n'en portons nullement

le germe. Si nous portions le germe de la petite-
vérole, de tout temps on aurait connu cette maladie, la plus meurtrière et la plus désastreuse
qui ait affligé l'humanité; elle serait aussi ancienne
que le monde. Et cependant les grands médecins
de l'antiquité n'en parlent ni directement, ni in-
directement; la tradition, ce langage infaillible des
peuples, ne nous a rien appris. Le monde n'a connu
ce fléau, qui porte l'épouvante et la mort, qu'au
sixième siècle. L'Europe n'en a été infectée que
dans le huitième siècle, à l'époque de la conquête
de l'Espagne par les Sarrasins. Nous ne portons
pas plus le germe varioleux que nous ne portons
les germes de la peste, de la fièvre jaune et des
fièvres pernicieuses des marais, etc., etc. Combien
les contrées décimées par ces maladies béniraient la
providence, si elles avaient en leur possession,
contre ces fléaux, un préservatif aussi doux, aussi
sûr que celui que nous avons, nous, plus heureux, pour combattre la petite-vérole!... La petite-vérole, c'est l'empoisonnement de tous nos
organes; c'est une infection générale causée par
un génie malfaisant, par le virus variolique dont
la subtilité est telle, qu'il pénètre dans notre
économie, de toutes les manières, si nous n'avons
pour sentinelle vigilante, la vaccine. Nos antago-
nistes ont découvert, eux dépositaires des secrets
de la nature, que les gastro-entérites-pustuleuses,

que les phthisies, et surtout, les fièvres tiphoïdes, leur grand champ de bataille, etc., fesaient infiniment plus de victimes qu'avant la découverte de la vaccine. Nous ne serions point surpris, si un jour nous lisions dans quelque ouvrage profondément réfléchi, brillamment écrit, que le choléra fait beaucoup plus de ravages chez les vaccinés! Telle est la tendance de certains esprits, que nous osons affirmer que si la science était assez heureuse pour découvrir une inoculation anti-cholérique, celle-ci aurait ses détracteurs, et que le nouveau préservatif serait accusé, à son tour, des maux qui pourraient affliger l'humanité.

Notre pensée n'est point de répondre à de tels arguments. Pour ne pas sortir des limites que nous nous sommes tracées, nous ne soumettrons à nos lecteurs que quelques réflexions qui ne seront point sans importance, dans ce moment où nos adversaires font tous leurs efforts pour jeter le doute, l'indécision dans les consciences timorées et la prévention parmi les ignorants. On voudrait organiser, au sein de nos populations, une opposition systématique qui se baserait, d'un côté, sur ce que la vaccine, empêchant la petite-vérole de se développer, expose les individus à une foule de maladies graves, et, d'un autre côté, sur ce que le virus-vaccin, ayant dégénéré, ne serait plus aussi efficace, aussi préservateur. Nous nous trouvons, tous les jours, en présence de ces deux objections. Nous en sommes profondément affligé dans notre foi absolue dans les immenses bienfaits de la vaccine, et dans notre amour pour la propagation du virus-vaccin dont les propriétés sont, aujourd'hui, ce qu'elles ont été dans les premières années de sa découverte.

Non, il n'y a pas plus de fièvres typhoïdes aujourd'hui qu'avant l'admirable découverte de la vaccine. Nos pères reconnaissaient la fièvre maligne, la fièvre putride, les fièvres bilieuse, adynamique, ataxique, ataxo-adynamique, etc., et vous, vous réunissez toutes ces fièvres, en un seul faisceau, que vous faites entrer bon gré, mal gré, dans le cercle étroit des fièvres typhoïdes. De toutes parts, nous entendons caractériser les fièvres graves et beaucoup qui ne le sont pas, du nom générique de fièvre typhoïde. Cette tendance est générale; quand nous sommes appelé auprès d'un malade, la famille nous adresse tout d'abord cette question : « Monsieur, est-ce cette *mauvaise fièvre qui règne*? est-ce, hélas! la fièvre typhoïde? » Le peuple effrayé voit partout ce monstre à cent têtes.

Quelle terrible, quelle accablante responsabilité pèse sur ceux qui s'efforcent d'ébranler sa confiance dans la vaccine, en lui insinuant qu'elle est la cause de l'augmentation et de la gravité plus grande des fièvres typhoïdes!... Une semblable

pyrétologie est commode pour la pratique médicale, nous l'avouons; mais cela ne prouve point
que nous soyons plus savants que nos pères et
qu'il y ait aujourd'hui plus de fièvres typhoïdes
qu'autrefois. Quand bien même il serait vrai que
le nombre de ces fièvres est réellement plus grand,
où trouvez-vous la preuve matérielle? Sur quoi
appuyez-vous *même* vos suppositions, pour démontrer que la vaccine augmente directement le
chiffre des fièvres typhoïdes? L'étude des symptômes, comme le scalpel, ne vous donnent pas un
seul argument favorable à votre thèse. S'il existe
véritablement plus de fièvres typhoïdes chez les
jeunes gens, entre vingt et trente années, il n'y
a rien d'étonnant; la vaccine, l'ennemi, suivant
vous, de la santé publique, vous a conservé une
population bien plus nombreuse; c'est là le plus
beau triomphe du fluide préservateur.

A côté des fièvres typhoïdes, on invoque l'ac-
croissement des phthisies, des aliénations mentales,
etc. Mais pourquoi attribuer le nombre plus grand
de ces maladies, au préservatif de la petite-vérole (supposition tout-à-fait gratuite) plutôt qu'à
d'autres influences nouvelles qui sont bien plus
certaines et bien plus évidentes?

En face de votre système, sans fondement, sans
démonstration aucune, nous plaçons, nous, ses
admirateurs, des faits nombreux matériellement

établis. Voit-on aujourd'hui des populations en-
tières impitoyablement ravagées par la petite-
vérole? Comparez nos épidémies actuelles de
petite-vérole avec celles d'autrefois ; de beaucoup moins nombreuses, elles sont infiniment
moins meurtrières. Êtes-vous aujourd'hui, comme
on l'était avant la découverte de la vaccine, dou-
loureusement impressionnés par la vue de cicatrices repoussantes, d'infirmités horribles ? Si de
distance en distance quelque vacciné est atteint
de la petite-vérole, l'affreuse maladie perd sur
lui toute sa gravité et laisse très rarement de
stigmate indélébile. Nos populations augmentent;
elles sont et plus belles et plus fortement cons-
tituées. Lisez les rapports successifs du comité
central de vaccine, de l'Académie impériale de
médecine, sur toutes les vaccinations pratiquées
en France; vous y verrez constatés une infinité
d'exemples de maladies heureusement modifiées
et de constitutions améliorées. On y voit en particulier plusieurs milliers d'observations qui prouvent jusques à l'évidence que la vaccine a une
action directe et bienfaisante sur l'affection scro-
fuleuse, cette cause-mère de tant d'infirmités hu-
maines! Nous avons nous-même recueilli un grand
nombre de faits heureux, consignés dans un mémoire que nous avons soumis au jugement de l'A-
cadémie de médecine, dans l'année 1852. (Voir

le rapport de l'Académie impériale de médecine, sur les vaccinations pratiquées en France en 1851, pages 19, 20, 21 et 22.)

Nous croyons y avoir démontré que le virus-vaccin, *dépuratif* du moment, n'enrayait d'aucune manière la nature dans ses besoins futurs, au contraire qu'il les *prévenait*. Nous ne voulons point établir que la vaccine est un remède universel. Nous avons pour but de donner de nouvelles preuves en faveur de l'opinion adoptée par des praticiens très célèbres, que le travail imprimé à l'économie par la vaccine est une impulsion généralement salutaire. En effet, le liquide préservateur de la petite-vérole pénètre dans les molécules les plus intimes de notre existence, modifie profondément et directement nos organes, ou entraîne au-dehors des éléments morbides qui, se développant, pourraient avoir plus tard des conséquences graves pour la santé générale. Nous considérons notamment les nombreuses éruptions à la peau, à l'époque de la fièvre vaccinale, comme des crises très favorables aux vaccinés.

Depuis un demi-siècle, la vie moyenne s'est augmentée de plus de cinq ans, et c'est à cette date remarquable que la vaccine a fait son apparition dans le monde ! Que l'on invoque, si on veut, pour expliquer cet heureux résultat, les bienfaits de la civilisation, l'assainissement des habitations et tous les moyens hygiéniques que les différents états mettent en pratique avec une sollicitude toute humanitaire? Pour nous, tout en rendant justice à ces diverses causes de bien–être général, nous en attribuons l'immense part à l'influence de la vaccine.

Ce ne sont point de simples suppositions, des rêves enchanteurs! Les statistiques médicales et celles des gouvernements nous en démontrent la vérité par l'argument irrésistible des chiffres. Déjà, en 1810, dans un de nos départements (département de l'Arno) on fesait, avec le secours des médecins et des maires, le relevé suivant :

En 1809, 2,450 vaccinations, 5,258 varioles, 3,400 décès; en 1810, 10,291 vaccinations, 366 varioles, 40 décès. Quel admirable résultat! De tels faits n'ont pas besoin de commentaires.

Les détracteurs de la vaccine ont bien cherché à prouver qu'elle n'avait fait que déplacer la mortalité. Ils ont voulu établir que l'humanité n'y avait rien gagné. A cette accusation de M. le docteur Bayard de Cirey, aux calculs de M. Carnot, M. Charles Dupin, en plein Institut, a répondu de la manière la plus victorieuse par des arguments basés sur des chiffres irrécusables. Il a démontré mathématiquement, que la découverte de la vaccine avait été un grand bienfait pour le monde.

Quant aux médecins, heureusement fort rares,

qui préfèrent l'inoculation variolique à l'inoculation vaccinale, nous leur dirons : l'inoculation variolique n'est point de notre époque; elle a fait son temps. Elle a rendu des services à l'humanité, nous le proclamons. Mais aujourd'hui, à côté de quelque bien, il y aurait un grand mal. L'inoculation propage les cas de petite-vérole; elle alimente les foyers varioleux, en créant sans cesse de nouveaux germes. Elle tend à multiplier la contagion et à perpétuer l'infection dans le public. Elle n'est point sans danger pour les sujets qui se mettent sous sa protection. On en a vu succomber à la variole inoculée, d'autres perdre la vue, etc. Nous venons de prouver qu'elle en avait de très graves pour la société. L'inoculation de la petite-vérole serait aujourd'hui, suivant nous, un fait de *lèse-humanité.* La vaccine, au contraire, est douce, bénigne, pour ceux qui se confient en elle; elle est le moyen prophilactique le plus assuré, et tend essentiellement à détruire la cause de l'infection variolique.

Nous ne pouvons ni ne voulons parler ici des avantages immenses, de l'opportunité, de l'absolue nécessité de la revaccination. Nous nous proposons de publier plus tard un travail sur cette question importante, sous les auspices de plus de mille vaccinations supplémentaires que nous avons pratiquées. Nous espérons y démontrer que la re-

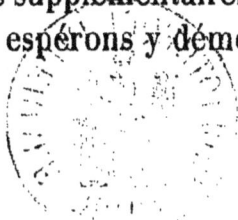

vaccination est le *seul* moyen assuré pour suppléer
à un grand nombre d'insuccès d'une première vaccine, et pour donner satisfaction à certaines aptitudes plus ou moins insatiables du virus-vaccin,
et partant, de la petite-vérole. Nous regrettons
bien vivement que la science n'ait pas encore dit
son dernier mot; que beaucoup de médecins soient
opposés ou indifférents à cette excellente pratique, et que généralement nos populations en
ignorent même le nom. Si l'on veut opposer à la
petite-vérole une barrière incessante et infran-
chissable; si l'on veut détruire, *anéantir* l'action
malfaisante du virus variolique, il faut que l'A-
cadémie impériale de médecine, que les comités
de vaccine, que les vaccinateurs, que tous les
hommes de bien, amis de l'humanité, que le gouvernement, fassent pour démontrer et populariser
les bienfaits de la vaccine *supplémentaire*, ce qu'ils
font avec tant de zèle et de succès pour la propagation de la première vaccine. Ne craignons
pas de demander beaucoup au virus-vaccin. Nous
trouverons dans la vaccine un remède infaillible
à ses propres faiblesses; elle seule, nous venons
de le dire, peut donner satisfaction à certaines organisations insatiables dans leur aptitude variolique. Ne craignons point d'en abuser; c'est une
arme sûre que la providence a bien voulu mettre
entre nos mains, toujours douce et bienfaisante

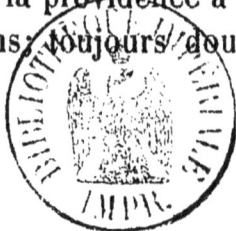

pour ceux qui la reçoivent, elle n'est meurtrière que contre notre terrible ennemi.

Revenons à notre procédé de conservation du fluide vaccin. Depuis bientôt deux ans, nous avons multiplié nos expériences, pendant toutes les saisons et dans des conditions bien différentes. Nous n'avons pas eu un *seul* insuccès; et ceux de nos confrères qui l'ont employé ont aussi constamment obtenu de très bons résultats. Les vaccinations subséquentes nous ont donné des boutons plus beaux, le vaccin nous a paru plus actif et la fièvre vaccinale plus marquée, que lorsque nous avions commencé nos vaccinations avec du virus-vaccin recueilli et conservé d'après les anciens procédés. Nous sommes persuadé que l'énergie ou la faiblesse du virus-vaccin, qui donne le *premier* bouton, doit avoir une influence heureuse ou fatale sur toutes les vaccinations qui suivent : c'est ce que nous espérons démontrer plus tard. Et n'est-ce pas là, en général, l'histoire de toutes les générations? Nous n'avons pas la prétention de formuler une loi en faveur de *notre* conservation du virus-vaccin, nous ne voulons que mentionner un fait d'observation. Au reste, c'est avec une entière confiance que nous nous adressons à tous les expérimentateurs.

Nous nous sommes d'autant mieux décidé à publier notre travail, que nous sommes profondément convaincu que notre manière de procéder, pour la conservation du liquide préservateur de la petite-vérole, est susceptible d'une certaine généralisation.

La thérapeutique expérimentale pourra l'utiliser, pour recueillir et conserver tous les virus, toutes les substances médicales qui n'ont pu jusqu'ici être conservées *liquides*, soit à cause de leur petite quantité, soit à cause de l'impossibilité de les mettre à l'abri des éléments détériorants et, en particulier, de l'air. Ainsi, depuis vingt-trois mois, et comme expérimentation, nous conservons, dans un état de limpidité parfaite, quelques gouttes de virus variolique. Nous conservons aussi, avec tous ses caractères extérieurs, une *fraction* de goutte de virus syphilitique. La chimie aura la faculté de conserver *liquides* certaines substances qu'elle ne peut obtenir qu'en très petite quantité, et toujours en *fractions* de goutte, à condition de changer le liquide conservateur, si besoin était. La chirurgie elle-même ne pourra-t-elle point, en adaptant un tube métallique ou en verre (dont la longueur et la finesse répondraient aux différentes indications) à notre instrument, introduire dans une petite cavité de l'organisme et déposer sur le point malade, dans les voies lacrymales, dans le canal de l'urètre, par exemple, etc., une fraction de goutte d'un remède *puissamment* actif? On

comprend que dans une sphère d'action très li-
mitée, on ne puisse résoudre ces différentes ques-
tions. Nous nous contenterons de les soumettre,
très humblement, aux hommes de la science.

Nous désirons, dans notre opuscule, être aussi
simple, aussi précis que le sont, et notre instrument, et notre procédé. Nous craignons de rester
au-dessous de leur importance. Quoiqu'il en soit,
nous supplions nos lecteurs de faire quelques essais. Leur intelligence, nous en sommes certain,
suppléera à l'insuffisance de notre démonstration,
et ils seront assurément dédommagés de leurs pei-
nes, par les heureux résultats qu'ils obtiendront.

Si nos efforts incessants, pour être utile à une
bonne conservation du virus-vaccin, à la propagation de la vaccine, à l'humanité, parviennent
à faire quelque bien, ce sera la plus grande, comme
la plus douce récompense que nous ambitionnons.

Février 1855.

NOUVEAU PROCÉDÉ

DE

CONSERVATION DU VIRUS-VACCIN

DANS LES TUBES.

Notre procédé, en remplissant ENTIÈREMENT les tubes, évite la présence de l'air qui détériore le virus–vaccin ; dans la fermeture des tubes, il évite tout dégagement de calorique qui favorise la fermentation du liquide préservateur, en employant une substance éminemment CONSERVATRICE.

A la fin de la même année où nous avions été nommé directeur du dépôt de conservation du virus–vaccin pour le département du Tarn, nous eûmes la pénible conviction qu'il y avait impossibilité pour nous, d'avoir constamment du virus *frais*. Nous avions été obligé de suspendre nos vaccinations hebdomadaires au mois de juillet jusques au mois de septembre, et au mois de novembre jusques au mois d'avril de l'année suivante,

2

et si, même, pendant ces différentes époques, nous
avions toujours des enfants à notre disposition,
nous devions cette heureuse circonstance à l'obli-
geance de quelques uns de nos confrères, et en
particulier, de MM. Campmas et Boussac, accou-
cheurs habiles de notre ville. Dans les intervalles,
nous avions inutilement fait appel aux nourrices,
accouchées depuis quelques mois; elles avaient re-
fusé obstinément de laisser vacciner leurs enfants,
pendant les grandes chaleurs et pendant les grands
froids, craignant que cette petite opération leur
fut nuisible. On n'avait écouté ni nos observations
ni nos prières. Les mères aisées qui étaient nos
clientes, résistaient d'une manière absolue à notre
influence médicale; les mères pauvres, indigentes
même, repoussaient nos offres d'*argent*. Nous nous
adressâmes **alors**, après avoir reçu l'approbation
et obtenu l'appui de l'autorité supérieure, à la
commission de notre hôpital civil et militaire,
afin qu'une nourrice fut entretenue toute l'année
dans cet établissement pour conserver le virus–
vaccin toujours en action sur les enfants qui s'y
succéderaient. On n'accéda point à notre demande,
par les motifs « qu'on recevait trop peu d'enfants
» et que souvent ils ne passaient que quelques
» heures à l'hospice. »

D'un autre côté, nous avions envoyé à beaucoup
de docteurs en médecine, d'officiers de santé et

de sages-femmes, du virus-vaccin que nous avions
recueilli et conservé entre deux plaques, scellées
avec de la cire blanche et enveloppées avec des
feuilles d'étain. On nous avait, tout en demandant
du virus *plus frais*, (souvent il avait été recueilli
la veille, le *jour même* de l'envoi) fait connaître
un grand nombre d'insuccès. En 1851, nous adressâmes jusques à vingt plaques au même médecin
qui ne pût obtenir de premier bouton vaccinal.

Comme sa position et la nôtre eussent été cruel-
les si, dans sa localité, ce confrère avait été en
présence d'une épidémie de petite vérole! En
1852, nous eûmes, en février, à traiter quelques
cas de petite vérole; nous opérâmes plusieurs
vaccinations avec du virus conservé sur plaques,
et nous ne pûmes obtenir un *seul* bouton vaccin.
Heureusement que ces quelques cas de variole
restèrent isolés et que nous n'eûmes point d'épi_
démie de cette terrible et affreuse maladie.

Quelques médecins et sages-femmes nous ont
écrit qu'ils renonçaient momentanément à la vaccination, attendu que le virus que nous leur en-
voyions ne leur donnait point de résultat affirmatif.
En mars et avril, pendant plusieurs années, nous-
même, nous n'avons pu avoir de premier bouton
qu'après un grand nombre d'essais, avec du virus-
vaccin recueilli et conservé par *Nous*; avec du
virus que nous avions reçu de *nos collègues* de

Toulouse et recueilli la veille; avec du vaccin que nous avions reçu, par l'intermédiaire de M. le Préfet, de l'*Académie impériale de médecine*, et toujours conservé entre deux plaques.

Nous nous trouvions donc en présence de deux difficultés très grandes : impossibilité d'avoir des enfants à vacciner toute l'année, insuffisance de conservation du virus-vaccin entre deux plaques.

Cependant, ce moyen est presque exclusivement adopté par l'Académie impériale de médecine; M. le docteur Bousquet, dans son excellent ouvrage sur la vaccine, (Nouveau traité de la vaccine et des éruptions varioleuses, 1848) conseille ce moyen comme le meilleur. En Angleterre, on l'emploie généralement; son comité central de vaccine expédie les plaques simplement enveloppées de feuilles d'étain; il ne prend pas même la précaution de les luter avec de la cire.

Nous l'avons dit plus haut, nous avons eu un grand nombre d'insuccès, nous avons eu beaucoup de plaintes au sujet du virus-vaccin conservé entre deux plaques; et si l'Académie impériale de médecine n'en reçoit pas davantage, c'est parce que les médecins qui n'obtiennent point de résultat affirmatif, ne lui font pas connaître leurs insuccès et ne lui adressent point d'autres demandes, c'est du moins l'explication qu'on nous en a donné. Que se passe-t-il au moment où l'on recueille le virus-vaccin sur les plaques, au moment où il est encore plein de vie, plein d'énergie? Le virus en se desséchant perd-il sa vertu propre, son action *virulente*? L'air que l'on emprisonne, en rapprochant les deux plaques, agit-il incessamment sur lui d'une manière fâcheuse, et le détériore-t-il? Nous ne chercherons point à l'expliquer. Le fait est toujours le même : impuissance d'une bonne conservation du virus-vaccin, entre deux plaques.

Il nous restait à étudier plus expérimentalement que nous ne l'avions fait, la conservation du virus-vaccin par le moyen des croûtes ou dans les tubes capillaires. Nous ne parlerons point de nos quelques essais avec les autres moyens, tels que fils de lin, de coton, de coton en rame, imbibés de virus, capsules, petits flacons de cristal fermés à l'émeri, etc., moyens qui, à peine inventés, avaient été généralement abandonnés. Nous concentrâmes toutes nos préoccupations sur un but unique; celui d'utiliser, pour nous et pour nos confrères, le procédé qui nous paraîtrait, après expérience, le meilleur.

CROUTES. — M. Rigal, père, à qui la science est redevable de bien des travaux, qui, le premier, a eu l'honneur d'inoculer et de propager la méthode Jennérienne dans notre département, employait, de prédilection, les croûtes comme moyen de conservation du virus-vaccin, et en expédiait un grand nombre à ses confrères. « Ce procédé, sur » la pratique de M. Rigal, est tellement devenu » en *faveur* dans le département du Tarn, que » tous les correspondants de ce comité préfèrent » la croûte au vaccin conservé sur du verre, et » mettent son usage beaucoup au-dessus de tous » les autres modes connus de vacciner. » (Rapport du comité central de vaccine, sur les vaccinations pratiquées en France, pendant l'année 1810, page 111. Voyez encore le rapport sur les vaccinations de 1817, page 65.) D'un autre côté, nous avions lu et médité les expériences de M. le docteur Rigal, fils, notre illustration chirurgicale (l'amour de la science et de l'humanité paraît être héréditaire dans cette famille), sur des croûtes vaccinales conservées depuis l'année 1813 jusques à l'année 1823. Dans son travail (Mémoire sur la vaccine et rapport sur les vaccinations pratiquées en 1824, dans l'arrondissement de Gaillac) M. Rigal parle d'une foule de fausses vaccines, d'une infinité d'anomalies dans le développement des boutons, etc., ce qui amène cet habile observateur à douter de l'inaltérabilité du virus-vaccin et à conclure à sa dégénérescence. M. Rigal base d'ailleurs son opinion sur la loi de l'analogie. « Tout, dit-il, se détériore, tout change, et la » nature dans sa marche altère et détruit souvent

» d'une main ce que de l'autre elle s'occupe à
» produire, page 52. » Pour nous, nous serions
porté à penser que ces nombreuses faiblesses de
la vaccine, plus particulièrement dans le département du Tarn et mieux observées dans l'arrondissement de Gaillac, doivent être plutôt attribuées à
l'emploi presque exclusif des croûtes à cette époque. Notre conviction intime est que, malgré le
nombre très grand des transmissions, le virus-
vaccin ne s'est point altéré et qu'il est aujourd'hui
ce qu'il était dans les premières années de sa
découverte; c'est l'opinion de l'Académie impériale
de médecine. Rien n'est changé dans les propriétés
de la vaccine : telle Jenner nous l'a donnée, en
1798, telle nous la retrouvons, en 1851. (Voir
le rapport sur les vaccinations pratiquées en France, pendant l'année 1851, page 9.) Il est dit, dans
le même rapport, page 16 : « Qu'on ne nie pas
que le vaccin ait perdu, dans la circulation, quelque chose de son âpreté, de son énergie primitive. »
On invoque les fausses vaccines; mais, déjà en 1800
on en avait observé, et Jenner lui-même s'en est
plaint. On objecte que les boutons sont moins bien
développés, que la fièvre vaccinale manque souvent,
que les cicatrices sont moins larges, moins profondes, moins bien caractérisées; mais, vaccine-t-on
aujourd'hui avec le même soin qu'autrefois? Visite-
t-on tous les vaccinés? Revaccine-t-on tous les su-

jets qui ont été rebelles? Est—on surtout aussi difficile sur le choix du virus-vaccin? certainement, non. Un grand nombre d'insuccès, de fausses vaccines n'est point constaté par les médecins vaccinateurs, et cela, bien des fois, par la faute des parents. Que de cas de petite vérole sont dus à cette double circonstance et que l'on attribue injustement à l'altérabilité du virus-vaccin, à son insuffisance! Dans deux circonstances, nous avons acquis la certitude que des sages—femmes avaient pratiqué de nombreuses vaccinations avec du virus recueilli sur des boutons de *fausse vaccine*! Prenez du vaccin sur un enfant bien constitué, recueillez votre virus sur un bouton bien caractérisé, au 5e, 6e, 7e jour de l'inoculation et *jamais* au—dela du 8e, sauf un retard dans le développement de la pustule, et vous obtiendrez des boutons aussi *sûrement* préservateurs que ceux qu'obtenaient nos pères. Il en est de la vaccine comme des substances végétales : les plus belles semences donnent les plus beaux résultats.

L'argument, le plus souvent invoqué pour prouver la dégénérescence du virus-vaccin, est le suivant : on observe aujourd'hui un plus grand nombre de cas de petite vérole qu'on n'en observait dans les premières années de la découverte de la vaccine; il est évident que cette circonstance doit être attribuée à l'affaiblissement du

fluide préservateur causé par les très nombreuses
transmissions du *même* germe. Nous acceptons
le fait, mais non, son explication. En effet, cette
assertion n'a que les apparences de la vérité. Il
.y a aujourd'hui plus de varioleux chez les sujets
vaccinés, c'est incontestable. Mais il est égale-
ment vrai qu'il y a un certain nombre d'individualités qui ne sont point satisfaites par une première vaccination, qu'il y a des vaccinés insatiables de virus–vaccin et par suite de la petite vérole. Nous concluons, nous : plus le germe vaccin
se reproduit, plus il y a de vaccinés. Plus ces
derniers seront nombreux, et plus il y aura parmi
eux d'aptitudes susceptibles de contracter la
petite vérole. Ce n'est donc point la faute du virus préservateur, si le nombre des varioleux est
plus grand chez les vaccinés, mais bien celle des
organisations qui le reçoivent. Ce n'est ni l'âpreté,
ni le nombre des boutons qui mettent, plus sûrement, à l'abri de la variole. Nous avons obtenu
dans nos revaccinations des résultats, plus souvent
affirmatifs chez les sujets qui portaient 5, 6, 8
cicatrices, que chez les sujets qui ne portaient
que 1, 2, 3 cicatrices vaccinales. Ce fait d'observation nous a beaucoup étonné, dans le principe,
et certainement il surprendra le plus grand nombre de nos lecteurs. Pour nous en rendre compte,
nous avons pensé que plus les individus soumis

à l'influence du virus préservateur, avaient de l'aptitude vaccinale, et plus les symptômes généraux comme les symptômes locaux, devaient être appréciables. Le nombre des boutons correspondrait généralement aux divers degrés d'aptitude.

Nous appelons l'attention des vaccinateurs sur ce fait qui a une grande importance dans la pratique. Bien des mères ne veulent point nous laisser revacciner leurs enfants, bien des vaccinés repoussent les bienfaits de la revaccination, en nous opposant la grandeur et particulièrement le nombre des cicatrices.

Notre expérience personnelle, sur ce sujet, ne peut avoir une valeur réelle auprès du monde médical, que si elle est corroborée par un très grand nombre d'observations. La variole la plus confluente ne donne pas plus de garantie contre la récidive, que la variole la plus discrète. Nous sommes même porté à croire le contraire, les aptitudes varioliques étant, pour la variole, ce que les aptitudes vaccinales sont pour la vaccine.

Pourquoi n'en serait-il point du virus-vaccin comme du virus variolique dont il n'est que l'*équivalent*, d'après l'affirmation de la science? Depuis *dix siècles*, la petite vérole infecte l'Europe. Le virus variolique s'est si bien naturalisé chez nous que, malgré un nombre incalculable de reproductions, il est, aujourd'hui, aussi éner-

gique, aussi meurtrier chez les *non vaccinés* qu'il
l'était dans les premiers moments de son apparition. Et, cependant, il n'a pas eu besoin de se
régénérer dans sa patrie originelle pour conserver
toute sa violence!

On nous objectera que les cow-pox découverts
en 1836, aux portes de Paris, et près de Char-
tres, en 1852, ont donné des boutons plus larges,
plus enflammés, plus lents à se développer, et ont
produit des croûtes tombant plus tard. Des hommes, hauts placés dans la science vaccinale, pen-
sent que les nouveaux virus ont beaucoup plus
d'énergie. Mais nous ne voyons démontré, nulle
part, que les nouveaux boutons sont *plus préser-*
vateurs que les boutons obtenus par le virus-
vaccin découvert par Jenner. Nous l'avons déjà
dit, l'unique et infaillible remède à l'insuffisance
de la vaccine, est la REVACCINATION.

Malgré l'opinion des partisans des croûtes vaccinales, nous n'avions point théoriquement une
grande confiance dans ce moyen; en effet, le
virus-vaccin ne doit-il point perdre de son énergie lorsque la pustule avance en âge, si nous
pouvons nous exprimer ainsi? Les cloisons qui
renferment le virus-vaccin venant à se rompre, ne
facilitent-elles point son mélange avec le pus du
bouton? Circonstances qui doivent, suivant nous,
nuire essentiellement à sa vertu virulente et, partant, à sa propriété préservatrice; il est évident

que lorsque l'expérience s'est si hautement, si universellement prononcée sur l'action plus grande du virus, quand il est *jeune*, il doit perdre de sa vertu au fur et à mesure qu'il *vieillit*. Dès qu'il n'a plus sa transparence, sa limpidité; dès qu'il devient louche, plus épais, il n'est plus si énergique. Le virus-vaccin est comme toutes les substances animales qui ont leurs périodes de naissance, de croissance, de maturité, de décadence et de mort. Vaccinez avec du virus pris sur une pustule de 9, 10, 11, 12 jours et vous aurez plusieurs vaccinations négatives, plusieurs fausses vaccines; si vous obtenez quelques vrais boutons, ils seront pâles, faibles, languissants, sans vie apparente; c'est là notre expérience. Pour nous, les croûtes sont un moyen infidèle de conservation du virus-vaccin, s'il n'est pas toujours impuissant; mettez-les, comme nous l'avons fait, dans un flacon rempli de graines de lin, de sciure de bois, de poussière de charbon; enveloppez-les avec du baume de commandeur, de blanc d'œuf, de feuilles d'or, etc., vous ne conserverez jamais que des croûtes, ne renfermant que du virus affaibli, qui a *vieilli* dans la pustule et qui a perdu presque *toute son énergie*. Nous conseillons donc de n'avoir recours aux croûtes vaccinales, que lorsque l'on est dans l'impossibilité de se procurer d'autre vaccin.

Tubes capillaires. — Ici au contraire la théorie nous avait complètement séduit. Quoi, en effet, de plus simple, de plus rationnel que de prendre le virus-vaccin au moment où il est le plus *actif*, et de le renfermer dans des tubes capillaires *hermétiquement* fermés à la lampe à émailleur, à l'abri des influences extérieures et principalement de l'action de l'air? Nous suivîmes dans nos expériences les conseils donnés par M. Bousquet, si compétent et si habile dans la science vaccinale, et qui se trouvent consignés dans l'ouvrage précité, pages 237, 238 et 239. Nous fîmes un grand nombre d'envois; on nous signala beaucoup d'insuccès. Nous nous assurâmes, par nous-même, de la justesse des observations que plusieurs de nos confrères avaient bien voulu nous soumettre; nous ne fûmes pas plus heureux qu'eux. Nous cherchâmes la cause d'un fait qui détruisait d'une manière si imprévue toutes nos espérances.

Nous ne tardâmes point à remarquer que le virus-vaccin, quelquefois, peu de temps après que nous l'avions recueilli, changeait de couleur, (il n'était plus aussi limpide, aussi transparent); qu'il se desséchait et que les parcelles se collaient contre les parois intérieures du tube; deux fois même les tubes nous ont paru complètement vides. Qu'était devenu, dans cette dernière circonstance, le liquide vaccinal? Des vaccinateurs plus savants que nous n'ont pu en donner une explication satisfaisante.

Quant au changement de couleur du vaccin, quant à sa fermentation, à la perte de son principe virulent, nous nous l'expliquons de la manière suivante, nous pensons même que les choses ne peuvent se passer différemment.

Nous remplissions bien nos tubes capillaires à moitié, aux deux tiers, aux trois quarts, mais nous ne pouvions les remplir entièrement; il restait donc toujours une certaine quantité d'air; cette difficulté non vaincue, ne nous était point personnelle. Nous avions soumis notre embarras à quelques confrères, qui s'étaient montrés incrédules sur cette impossibilité. Après plusieurs expériences, faites devant nous, ils n'ont jamais pu remplir *entièrement un seul tube*, de capacité *ordinaire*, du fluide préservateur. Nous avons emplis quelques fois, il est vrai, et sans laisser de bulles d'air, des tubes capillaires extrêmement fins, mais toujours le virus–vaccin s'y est trop tôt figé et nous n'avons *jamais* pu les utiliser à un mois d'intervalle. Si vous recueillez du virus–vaccin dans un tube où le liquide ne se fige point, vous pourrez bien parvenir à le remplir, avec beaucoup de soins et de patience, en le tenant dans une position horizontale ou dans un plan légèrement incliné. Mais, infailliblement, quelques atomes d'air pénétreront dans le tube, pendant les divers temps de l'opération, si vous ne tenez pas le tube perpendiculairement, comme le recommandent les vaccinateurs. Quant à l'intervention du calorique qui facilite l'ascension du liquide en dilatant l'air des tubes, nous désapprouvons complètement ce procédé. La chaleur nuit à une bonne conservation du fluide vaccin.

M. le docteur Bermond, médecin distingué de notre ville, écrivait déjà, le 6 novembre 1808..... « Au bout d'un mois je voulus m'en servir, (de » plusieurs tubes qu'il avait hermétiquement fer- » més) et je fus très surpris de voir qu'il existait » du vide, et que le vaccin avait pris une couleur » jaunâtre; je fis quelques essais pour savoir si ce » liquide conservait encore sa vertu reproduc- » tive, mais ce fut en vain. Je ne me sers plus » maintenant que de croûtes. »

Les remarques de M. Bermond coïncident parfaitement avec celles que faisait M. Rigal, père, à la même époque, touchant la présence de l'air dans les tubes capillaires et la prompte dégénérescence du fluide vaccin. Tous ces détails d'observation pratique, prouvent la vérité de notre assertion.

Au reste, M. Bousquet dit dans son ouvrage, pages 241 et 242 : « La théorie est peut être » plus favorable aux tubes..... mais que de mé- » comptes dans l'exécution! Autant il est facile » d'emplir un tube à moitié, aux trois quarts,

» autant il est difficile de l'emplir complètement ;
» presque *toujours* il reste un peu d'air, et l'on
» sait que peu ou beaucoup d'air c'est absolu-
» ment la même chose pour la fermentation. Les
» tubes les plus fins sont certainement les meil-
» leurs, on peut du moins *espérer* d'en remplir
» *quelques-uns* ; mais, par une malheureuse com-
» pensation, le vaccin s'y *fige* et il est souvent
» impossible de l'en faire sortir. »

Par ces motifs, M. Bousquet donne la préférence aux plaques, comme nous l'avons déjà dit,
et comme il l'écrit lui-même, page 241 : « Quoi-
» qu'il en soit, il était démontré pour moi, par
» la correspondance de l'Académie, que la con-
» servation du vaccin dans les tubes, n'est pas
» de longue durée ; les médecins des départements
» s'en plaignaient. Le désir de les satisfaire et
» la *réflexion* me firent revenir aux plaques. »

A côté de cet élément modificateur du virus-
vaccin, (présence de l'air dans les tubes) il faut
placer le calorique qui se dégage en scellant
les tubes par la fusion de leurs extrémités, à
la base de la flamme d'une bougie ou de la
lampe à émailleur et même par la chaleur de
la cire bouillante. Evidemment la fusion du verre
a une action directe et profonde sur la partie
du virus-vaccin correspondante, elle est brûlée,
ou du moins, elle entre bientôt en fermentation ;

il peut tout d'abord n'y avoir de détérioré qu'une
très petite quantité, mais cette minime quantité
peut et *doit* gâter le restant couche par couche.
Il faut aussi tenir compte de l'élévation très-
grande de la température de l'air qui se trouve
à l'extrémité du tube qui n'est pas rempli, quand
on le présente à la lampe ou à la bougie.

Ces dernières réflexions sanctionnent l'opinion
et combattent le procédé de M. Simonin, qui dit :
(Voyez le rapport de l'Académie de médecine sur
les vaccinations de 1850, page 11.) «... Les goutte-
» lettes des deux ou trois boutons ouverts en six
» ou huit endroits suffisent, en général, pour rem-
» plir à demi ou aux deux tiers un tube à vaccin.
» Il est inutile que ce tube soit rempli en totalité,
» car le surplus du vaccin, lors de la fermeture
» du tube, serait décomposé par la chaleur ou
» perdu en partie par suite de son déplacement. »

Quant à la perte d'une certaine quantité de vaccin, dont parle M. Simonin, nous ne devons point
nous en occuper. Une fraction de goutte de bon
virus suffit pour obtenir quelques boutons, un seul
bouton suffit pour plusieurs vaccinations, etc. Il
s'agit donc de *bien* conserver et non de conserver
beaucoup.

Les tubes de Fiard nous paraissent avoir encore
plus d'inconvénient, à cause de l'intervention de
la chaleur, pour les emplir, les sceller et les vider.

3

La chaleur artificielle n'enlève point *instanta-nément* au virus-vaccin sa vertu préservatrice, nos expériences nous l'ont démontré; mais il est certain que son emploi dans la fermeture des tubes et surtout par la fusion des extrêmités, doit faire entrer bientôt après en fermentation une certaine quantité de virus, qui, quoique très minime, détériorera *nécessairement* ce qui reste dans le tube.

En nous résumant, nous dirons : La présence de l'air dans les tubes, n'importe la quantité, et l'action du calorique nuisent à la conservation du virus-vaccin. Ces deux circonstances doivent faire renoncer à ce procédé, tel que nous venons de le décrire et tel qu'on l'a employé jusqu'à aujourd'hui.

Intimement convaincu, cependant, que les tubes étaient le meilleur moyen de conservation du liquide vaccin, nous avons fait tous nos efforts pour vaincre ces deux difficultés. A force d'essais et d'expériences, de tous les jours, nous avons atteint complètement notre but.

Toutes les fois qu'en recueillant du virus-vaccin dans des tubes capillaires, nous étions arrêté, soit par la concrétion de quelques atomes du liquide, soit par la cessation de la force attractive, notre pensée était à la recherche d'une puissance artificielle qui ferait continuer l'ascen-

sion vaccinale, de manière à pouvoir remplir entièrement le tube. Nous songeâmes, tout d'abord,
à l'emploi simple d'une boule en caoutchouc vulcanisé, percée dans un point de sa surface pour
y adapter le tube. Nos premiers essais nous donnèrent des espérances ; mais nous eûmes bien
vite la certitude que la compression, la dépression
de la boule élastique par les mouvements de notre
main, étaient insuffisantes. L'ascension du virus-
vaccin dans le tube ne s'opérait point d'une manière régulière, assez précise. Ainsi, par un mouvement involontaire, nerveux, ou bien, le virus
était promptement absorbé dans l'intérieur de
notre réservoir d'air, ou bien, il était violem-
ment expulsé hors du tube. Alors, pour donner à
notre opération, une précision mathématique, nous
confectionnâmes un instrument dont la figure ci-
après représente une section passant par le cen-
tre et suivant la tige. Nous l'appellerons tout simplement **IOPOMPE** (**Pompe à Virus**), regret-
tant de ne pouvoir lui donner un nom plus gé-
néralisateur, un nom qui résumât les différents
services que peut rendre notre instrument, et
que nous avons indiqués dans notre avant-propos.

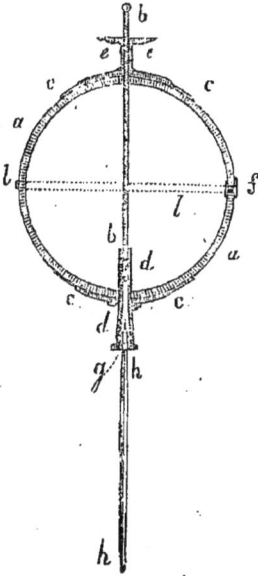

Il se compose d'une boule en caoutchouc vulcanisé A A, qui est traversée selon son diamètre, par une tige métallique pleine B B et portant un pas de vis sur toute sa longueur; à son extrémité inférieure s'adapte un tube cylindrique D D portant une calotte fixe C C et servant de point d'appui au globe élastique. Une seconde calotte CC glisse à frottement juste vers la partie supérieure de la tige et se trouve poussée de haut en bas par un écrou E E ayant la forme d'un disque.

Un trou J percé à travers la partie du tube qui se trouve dans l'intérieur de la boule, sert à en chasser l'air qui y est renfermé. Un petit bouchon en gutta-percha G ferme hermétiquement l'extrémité extérieure du tube et est percé sur toute sa longueur, avec un foret (et au besoin avec une aiguille ou une épingle), d'un trou I qui permet d'ajuster, avec l'appareil, des tubes H H de toute dimension.

Le petit manchon en gutta-percha protège si bien l'extrémité supérieure du tube contre tout frottement métallique, qu'on n'a nullement à craindre sa fracture, pendant l'opération.

Le tube cylindrique s'adaptant à la tige métallique au moyen d'un pas de vis, peut facile-
ment s'enlever de manière à permettre d'en
nettoyer l'intérieur et de remplacer le manchon,
si l'on veut avoir une ouverture plus grande ou
plus petite selon le diamètre des extrémités des
tubes que l'on emploie. Un cercle métallique L L
fixé par de petits écrous F, entoure la sphère pour
éviter toute compression causée par un mouvement
involontaire des doigts qui tiennent l'appareil.

Nous donnons la préférence aux tubes dont les
parois sont épaisses, parce que plus un tube est
fin plus il est sensible à la chaleur, au froid, à
la lumière. Nous ne nous préoccupons point si
nos tubes sont droits, s'ils sont d'un diamètre
unique, s'ils sont renflés au milieu, s'ils sont
capillaires, etc. Nous ne désirons qu'une chose,
avec notre instrument, c'est d'avoir du virus-
vaccin liquide.

Nous allons donner quelques détails sur la manière dont nous opérons :

Nous prenons nos mesures pour avoir un, deux,
trois enfants, suivant le nombre des tubes que
nous voulons emplir; nous les choisissons parmi
nos vaccinés de 6, 7, 8 jours et jamais au-delà,
à moins que les boutons, à cause de la disposition
individuelle ou des influences atmosphériques, ne

soient en retard. Autant que nous le pouvons, nous recueillons notre virus-vaccin sur des enfants bien constitués et appartenant à des parents sains.

Nous commençons par comprimer notre boule, ce qui est extrêmement facile par le rapprochement des deux calottes au moyen du pas de vis; nous ajustons une des extrémités du tube à l'ouverture extérieure du manchon, ouverture qui doit toujours être proportionnée à la dimension du tube, de manière à n'en recevoir qu'une très faible longueur, afin de voir le moment où le tube est entièrement plein.

Notre appareil ainsi disposé, nous piquons plusieurs boutons dans leur circonférence, en évitant avec le plus grand soin toute effusion de sang, (inutile de dire que nous pratiquons plusieurs piqûres à chaque bouton pour faire sortir le virus-vaccin des différentes cloisons qui le renferment). Nous prenons ensuite l'instrument entre le pouce et l'indicateur de la main gauche. Dès que les diverses gouttelettes ont apparu à la surface des boutons, nous prions la nourrice d'allaiter son enfant et de tenir son bras aussi immobile que possible. Nous n'indiquons point la position de l'opérateur, elle est subordonnée à celle que prend l'enfant; nous approchons l'extrémité libre du tube contre les différentes gouttelettes du virus-vaccin qui perlent à la surface des boutons. Quand le liquide cesse de monter, soit à cause de sa trop grande viscosité, soit faute d'attraction capillaire, (si on veut opérer plus vite, on peut faire monter tout d'abord le vaccin avec l'instrument); nous déprimons tout doucement notre boule élastique par le moyen de l'écrou, et le liquide continue à monter. Nous dosons notre aspiration, comme nous l'entendons, car notre petite vis est si sensible et d'une précision si mathématique que nous pouvons ne faire monter à la fois qu'une très minime fraction de goutte du liquide vaccin, si nous le jugeons convenable ou si nous y sommes forcé par la nécessité.

Si, dans la promptitude de l'opération, nous laissions pénétrer une bulle d'air par le suçoir du tube, nous repousserions avec beaucoup de ménagement le vaccin (en comprimant la boule), et lorsque la bulle serait expulsée nous recommencerions l'opération ascendante. Avec notre procédé, on n'a pas besoin de briser l'extrémité des tubes, à cause de la viscosité du liquide vaccin, comme on était obligé de le faire souvent; la force de notre aspiration détruit cet obstacle.

Lorsque le tube est entièrement plein, nous en fermons l'extrémité libre, nous le détachons en évitant toute secousse, en ayant soin de le tenir dans une position horizontale, et nous scellons l'autre extrémité, par un procédé que nous décrirons plus bas.

Comme on le voit, avec notre instrument, on emplit *entièrement* les tubes du précieux liquide. Pour s'en convaincre, on n'a besoin que de se servir une fois de notre appareil; seulement, il est nécessaire d'opérer lentement et d'avoir un peu de patience, à cause des différents mouvements de l'enfant; mais la conservation du virus-vaccin est un fait si important, que l'on doit s'estimer heureux de pouvoir utiliser si bien quelques moments de peine. Si on veut acquérir promptement de l'habitude, on peut s'exercer dans le silence de son cabinet, sur un liquide quelconque; il sera très facile de faire des essais avec de l'huile, du vin, etc. Voilà le principal obstacle (la présence de l'air) à la bonne conservation du virus-vaccin dans les tubes, vaincu; c'est incontestable.

Pour nous, il fallait encore éviter à *tout prix* l'action détériorante de la chaleur sur le virus-vaccin, lors de la fermeture des tubes. Nous avons motivé plus haut notre opinion à ce sujet. Nous avons dit combien l'intervention de la cire bouillante, de la bougie et de la lampe à émailleur, pour sceller les tubes, favorisait la fermentation du virus-vaccin, causait sa détérioration prochaine et était fatale à une bonne conservation du liquide préservateur.

Voici comment nous procédons pour vaincre cette seconde difficulté : nous prenons un tout petit morceau du disque membraneux (cicatricule albuminée) qui se trouve dans l'intérieur d'une coque d'œuf; nous le doublons et nous en *coiffons*, qu'on nous permette l'expression, les extrémités du tube. Cette substance a un double avantage, celui de se rapprocher beaucoup de la composition chimique du virus-vaccin (1) et celui d'adhérer très fortement en peu de temps contre les parois du verre. Lorsque nous avons ainsi fermé *hermétiquement* notre tube entièrement plein de virus, nous protégeons notre fermeture albuminée contre l'air et contre tout frottement, avec de la cire d'Espagne dissoute dans de l'alcool et formant une pâte assez molle. Le tout est si adhérent, que lorsque nous avons essayé de l'arracher, le tube s'est cassé et notre fermeture est restée intacte.

Ce procédé est excellent et nous en avons obtenu de très bons résultats. Cependant, dans notre pratique, nous donnons la préférence à celui dont nous allons donner la description.

_____

(1) On sait qu'il y a beaucoup d'albumine dans ces deux substances. Nous avons voulu éviter non-seulement le calorique, mais encore le contact du virus avec toute substance qui pourrait immédiatement ou *plus tard* l'altérer. C'est du scrupule, mais le vaccin est si *susceptible* !

Dans notre deuxième procédé, notre instrument nous sert admirablement; il est même d'une absolue nécessité. Nous laissons monter le liquide préservateur par la seule force capillaire. Lorsque celle-ci a cessé d'agir, ou bien tout d'abord, si nous voulons opérer plus promptement, nous aspirons, par de très légers mouvements de la vis, le virus-vaccin jusqu'à ce que le tube soit plein, moins 4 millimètres environ. Nous faisons monter à la suite quelques millimètres d'huile d'olive vierge. (1)

Nous retournons le tube, en le tenant horizontalement; nous repoussons avec précaution et ménagement le vaccin jusqu'à ce qu'il touche l'extrémité libre, et nous terminons l'opération en aspirant de nouveau quelques millimètres d'huile d'olive vierge. Nous avons ainsi notre virus-vaccin entre deux petites colonnes d'un liquide essentiellement conservateur. Avec notre procédé, on pourrait conserver *liquide* une fraction de goutte de vaccin dans un tube, si, n'ayant qu'un bouton, on ne pouvait recueillir qu'une division de goutte. Dans cette dernière circonstance, on pourrait se dispenser d'emplir entièrement le tube; il serait seulement nécessaire de mettre la fraction de goutte entre deux

---

(1) Nous donnons la préférence à l'huile extraite d'olives cueillies au mois d'octobre, lorsqu'elles sont encore vertes.

petites. colonnes d'huile vierge, qui protégeraient
suffisamment le virus-vaccin contre l'air laissé
dans le tube. On commencerait, en aspirant quelques millimètres du liquide conservateur. On aurait la faculté d'employer un autre liquide, dont
l'expérience démontrerait la propriété d'isoler le
virus-vaccin et de n'avoir aucune action détériorante. Si toutes nos prédilections appartien-
nent exclusivement à l'huile d'olive vierge, c'est
que de très nombreuses observations nous ont
démontré sa supériorité sur les autres liquides.

On peut commencer l'opération par quelques
gouttelettes d'huile, en faisant monter à la suite
le fluide vaccin et terminer comme précédemment. On évite de cette manière de retourner le
tube. Nous devons seulement faire remarquer que
la première colonne du liquide conservateur doit
être un peu plus considérable par la raison que
quelques atomes d'huile pourraient, pendant l'ascension, adhérer contre les parois intérieures du
tube. Au reste, si cette circonstance arrive, surtout quand' on se sert d'un tube renflé dans le
milieu, il ne faut point s'en préoccuper; ce fait
ne contrarie nullement une bonne conservation
du virus-vaccin.

Avant d'employer l'huile d'olive vierge, nous
avions souvent mis quelques atomes de ce liquide
sur notre lancette imprégnée d'un peu de virus-

vaccin. Nous avions inoculé les deux liquides, par
de larges piqûres qui nous avaient donné de magnifiques boutons.

Sous la protection de notre liquide conservateur, nous n'avons nullement besoin de l'intervention de la membrane albuminée pour fermer
nos tubes. Nous les scellons tout simplement
avec de la cire d'Espagne dissoute dans de
l'alcool. L'emploi de la cire en fusion n'aurait
point ici les inconvénients que nous avons signalés
plus haut, l'huile étant un mauvais conducteur du
calorique. Nous limitons avec soin la couche de
cire sur les parois, afin de n'avoir qu'une petite fraction de tube à briser lors de nos vaccinations. Nous devons à notre excellent confrère
et ami, M. le docteur Rigal, le conseil de l'expérience suivante : après avoir entièrement rempli
deux tubes de virus–vaccin, nous les avons dé-
posés dans une petite boîte de porcelaine remplie
d'huile d'olive vierge. Quelques mois plus tard,
nous avons employé ces deux tubes avec de très
heureux résultats. De cette manière on évite-
rait à chaque vaccination, la fracture du tube.
Ce qui serait très important, surtout avec nôtre
procédé de conservation entre deux petites colonnes d'huile, procédé qui permet de garder,
après vaccinations, le liquide préservateur *toujours* à l'abri de l'air, comme nous allons le voir.

Mais, nous devons ajouter que nos expériences sur ce dernier procédé n'ont point été faites, ni assez nombreuses, ni à des intervalles assez éloignés, pour que nous puissions émettre une opinion certaine et donner un conseil. Le temps seul et de nouveaux essais nous éclaireront à ce sujet.

Nous plaçons nos tubes pleins et scellés, comme nous l'avons dit, dans une petite boîte en porcelaine, que nous mettons dans une seconde boîte en fer blanc et remplie de poussière de charbon. Nous déposons cette dernière dans une cave où il ne s'opère point de courants d'air, où la température reste toujours entre 10 et 12 degrés. Cette température convient parfaitement à la conservation du fluide vaccin, beaucoup mieux que celle que l'on a, en mettant, comme le conseille l'académie impériale de médecine, les tubes dans une soucoupe en porcelaine, recouverts d'une éponge humide; ou bien, comme le fait M. Simonin, en plongeant les tubes dans une boîte en porcelaine remplie d'eau. Il est impossible de maintenir ni l'une ni l'autre à une température constante à l'époque des grandes chaleurs et des grands froids. Pendant l'été, l'éponge se desséchera par une prompte évaporation; elle se mettra à l'unisson de la température ambiante; à son tour, elle échauffera le tube qui, lui-même, modifiera la température du virus-vaccin.

Pendant l'hiver, une fois l'eau de l'éponge gelée, il y aura prompte congélation du fluide vaccin. Les mêmes réflexions s'adressent au procédé de M. Simonin. Tous les vaccinateurs savent que le virus-vaccin est très sensible à la chaleur, au froid et à l'humidité; il a toute la délicatesse des substances animales. Le séjour de notre boîte dans une cave profonde, avec les précautions indiquées, a l'immense avantage de conserver au virus-vaccin une température qui lui convient, depuis le 1er janvier jusques au 31 décembre.

Ces détails pourront paraître tout d'abord, à certains esprits, trop minutieux; mais les petits moyens grandissent en raison directe de l'importance du but que l'on veut atteindre. Nous n'avons point à démontrer la haute importance d'une bonne conservation du virus-vaccin.

Il est incontestable qu'il est infiniment plus commode de conserver le virus-vaccin dans des croûtes : nous ajoutons qu'il est bien plus facile et bien plus expéditif, quand on a surtout un très grand nombre d'envois à faire, de recueillir le liquide préservateur entre deux plaques. Mais pour le vaccinateur, il est infiniment préférable d'avoir une seule gouttelette de virus-vaccin avec laquelle il obtiendra *immédiatement* un vrai bouton qui lui permettra de continuer toutes ses vaccinations, que d'avoir à sa disposition et plu-

sieurs croûtes et plusieurs plaques qui ne lui don-
neront de résultat affirmatif, qu'après un *grand
nombre* d'essais.

Nous expédions nos tubes dans de petits cylin-
dres métalliques remplis de sciure de bois et
hermétiquement fermés.

Notre instrument nous est non–seulement nécessaire pour remplir les tubes de virus–vaccin,
mais nous nous en servons très avantageusement
dans nos vaccinations ; ainsi, une fois que nous
avons brisé, avec le secours d'une petite lime,
les extrémités d'un tube, nous adaptons une de
ces extrémités à l'ouverture extérieure de notre
appareil. Nous comprimons, par un léger mouvement de l'écrou, la boule en gomme élastique ; à l'instant il sort de l'extrémité libre du
tube, non une gouttelette de virus, mais une
minime fraction de goutte, si nous voulons. Nous
imprégnons notre lancette et nous inoculons. Nous
renouvelons cette opération jusqu'à ce que nous
ayons employé tout le liquide vaccin, ou seulement celui que nous voulons employer. Quant
au virus–vaccin laissé dans le tube, on pourrait
le mettre à l'abri de l'air, en employant notre
procédé à l'huile. Nous n'avons pas besoin d'a-
jouter que le tube doit rester adapté à l'instrument jusqu'à la fin de la vaccination.

Nous évitons l'intervention d'un tuyau de paille
et de tout chalumeau, avec lesquels on ne maî-

trise point assez la sortie du vaccin, (le virus
peut s'élancer, en totalité, hors du tube.)

Nous évitons ainsi toute perte du précieux
liquide, toute influence atmosphérique sur la totalité du virus qui serait répandu sur une plaque
de verre, toute action de certaines haleines, mal-
faisantes d'après quelques vaccinateurs.

Si nous employons un tube de virus-vaccin
conservé entre deux petites colonnes d'huile d'o-
live vierge, nous poussons (1) au-dehors les quelques millimètres d'huile qui se trouvent à l'extrémité libre du tube, et que l'on reconnaît parfaitement à la couleur; nous essuyons les parois et
nous agissons ensuite, comme nous venons de le
dire plus haut : dans le cas où nous ne voudrions
point utiliser le tube en entier, nous aspirerions,
(2) après la vaccination, quelques millimètres
d'huile vierge et nous placerions le tube dans les
mêmes conditions que précédemment. Après la
deuxième, troisième vaccination, etc., on aurait la
faculté de procéder de la même manière. Dans
notre pratique, lorsque nous devons utiliser nos
tubes à des époques rapprochées, nous ne scellons
qu'une extrémité. La colonne d'huile vierge qui se
trouve à l'autre extrémité reste immobile et protège le virus-vaccin contre tout contact avec l'air.

---

(1) (2) Inutile de faire observer que c'est toujours par de légers
mouvements de la vis.

Dans nos vaccinations, lorsque nous avons humecté le bout de notre lancette avec du virus-vaccin, nous faisons tenir notre instrument par une des personnes qui nous entourent, ou bien nous le plaçons sur un meuble quelconque, afin d'avoir tous nos mouvements libres pour l'inoculation. Quelle que soit la position donnée à l'instrument, il n'est point à craindre que le virus–vaccin s'échappe du tube.

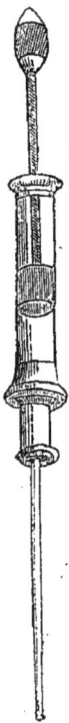

Nous avons modifié notre instrument (Voir la figure ci–contre) non, pour obtenir un meilleur résultat, car il est impossible d'associer plus de précision à plus de simplicité, mais pour la plus grande commodité dans la pratique. Ainsi, le médecin pourra le mettre dans sa trousse, dans son portefeuille, et la sage-femme tout simplement dans son étui. Pour nos vaccinations à la campagne, nous avons fait confectionner une petite boîte intérieurement matelassée avec du velours et à deux compartiments. Dans l'un, nous plaçons notre petit instrument ; dans le deuxième, nous déposons nos tubes et nos manchons de gutta–percha de rechange.

Notre instrument modifié repose sur les mêmes lois physiques que le premier. Il se compose des mêmes parties ; seulement, la boule est remplacée par un tube métallique ou en cristal, et le vide obtenu dans le tube par la compression de la boule s'obtient ici par le jeu d'un piston en gutta-percha ou en caoutchouc, mu de haut en bas et de bas en haut, par un pas de vis très fin.

Quant à la conservation du virus-vaccin, d'après nos deux procédés dont nous venons de donner la description, une expérience de deux ans et très fréquemment renouvelée, nous donne la certitude que ces moyens sont excellents et qu'ils sont supérieurs à tous les procédés connus jusqu'à ce jour. Si cette dernière affirmation est de la témérité, c'est une témérité légitimée par un *très grand* nombre d'insuccès d'un côté, et par des résultats *constamment* heureux de l'autre. Le liquide préservateur, recueilli au moment où il est le plus actif, reste *clair*, *limpide* et conserve *toute sa vertu*. Dans les différents rapports que nous avons eu l'honneur d'adresser à l'Académie impériale de médecine, nous avons consigné plusieurs faits avec tous leurs détails. Nous ne donnerons point ici la série entière de nos expériences, cela nous entraînerait dans des répétitions nombreuses qui seraient sans grand intérêt pour nos lecteurs. Nous leur dirons que toutes les fois que nous avons vacciné avec du virus-vaccin, recueilli et conservé d'après nos procédés, nous avons obtenu un plein succès; et cela pendant les froids les plus rigoureux, comme lorsque nous étions sous l'influence d'une très grande chaleur. Nous nous contenterons de leur citer quelques observations :

Dans le mois de juillet 1853, nous vaccinâmes avec du virus-vaccin liquide conservé depuis trois mois (d'après notre procédé albuminé), Paul Combes, âgé de 8 mois; Virginie Cabannes, âgée de 18 mois; Marie Boyer, âgée de 5 ans; Auguste Sabatié, âgé de 9 ans, et Pauline Viguier, âgée de 23 mois. Sur 30 piqûres nous constatâmes 25 beaux boutons.

Dans le mois d'août de la même année, nous nous sommes servi d'un de nos tubes, (procédé à l'huile d'olive vierge) pour vacciner en deux localités différentes : Nous fîmes sortir tout d'abord l'huile qui se trouvait à l'extrémité libre du tube et nous vaccinâmes deux enfants avec la moitié du liquide préservateur. Après cette première opération, nous aspirâmes quelques gouttelettes d'huile vierge et nous eûmes de nouveau notre virus entre deux petites colonnes conservatrices. Le lendemain, nous nous transportâmes dans une autre localité, et le restant du vaccin fut employé. Sur 24 piqûres nous obtînmes 15 magnifiques boutons.

Le 23 octobre suivant, nous inoculâmes avec

le même succès la moitié d'un second tube, en procédant, comme nous l'avons dit plus haut, avec notre petit instrument. Prosper Alquié, âgé de 13 mois, et Marie Peyssou, âgée de 3 ans, eurent 12 beaux boutons. Le 25 novembre, nous utilisâmes l'autre moitié dans une vaccination faite à Lombers, sur la prière de notre honorable confrère, M. le docteur Calmels. Malgré un temps froid et humide (2 degrés au-dessous de zéro), nous eûmes un excellent résultat, même sur un enfant qui avait été inutilement vacciné *quatre fois*, deux fois avec du virus-vaccin recueilli et conservé entre plaques et deux fois de *bras à bras*. Notre virus avait été recueilli le 14 mai. Nous avons eu l'honneur d'adresser à l'Académie impériale de médecine la lettre dans laquelle M. le docteur Calmels nous parlait des résultats de notre vaccination.

Nous regrettons de ne pouvoir publier ici les différentes lettres qui nous ont été écrites par plusieurs de nos confrères, au sujet de notre procédé de conservation du virus-vaccin. Nous les remercions bien vivement de nous avoir témoigné d'une manière si flatteuse, toute leur sympathie pour notre invention.

Le 30 décembre 1853, nous voulûmes soumettre notre virus-vaccin à une rude épreuve. Le thermomètre marquait 14 degrés et 1/2 au-des-

sous de zéro. Ce ne fut qu'après des instances
réitérées que nous pûmes nous procurer un enfant
naturel, car les mères, tant riches que pauvres,
nous l'avons déjà dit, nous font une opposition
absolue pour laisser vacciner leurs enfants pendant l'hiver.

Nous allâmes prendre dans la cave, à cet effet,
la boîte renfermant nos tubes, et nous ne dirons
point combien nous fûmes heureux de voir le
virus-vaccin toujours liquide, transparent, tandis
que celui que nous avions laissé dans notre cabinet, malgré une bonne exposition au midi, était
complètement gelé comme tous les autres liquides.
C'est donc un excellent procédé que de déposer
les tubes remplis de vaccin dans une cave profonde, conservant toujours la même température.

Pour préserver notre boîte contre le changement d'atmosphère, elle fut enveloppée dans de
l'ouate, la chambre où était l'enfant, fut réchauffée;
sur 6 piqûres, Marie-Louise May..... eut 4 boutons magnifiques.

Le 21 mars 1854, on nous dit que la petite
vérole est à Castres. Deux médecins nous écri-
vent pour nous demander du virus-vaccin, et
une dame se rend à Albi pour nous faire vacciner son enfant. Comme on le voit, le cas était
pressant. Nous vaccinâmes Louise Cabannes, âgée
de 9 mois, avec du virus-vaccin recueilli

le 21 mai 1853, et conservé entre deux petites colonnes d'huile d'olive vierge ; six piqûres nous donnèrent trois beaux boutons. Quel résultat! si nous le comparons aux très nombreuses vaccinations que nous étions obligé de pratiquer, les années précédentes et à cette même époque, pour obtenir un *premier* bouton.

Dans le mois d'août 1854, lorsque nous étions sous l'influence d'une température très élevée, nous inoculâmes à Louis Barthés, âgé de 28 mois, et à Marie Bastié, âgée de 8 mois, le virus-vaccin recueilli et conservé depuis plus d'un an d'après notre procédé à l'huile, aux bras droits seulement. Nous vaccinâmes les bras gauches, avec du virus-vaccin recueilli et conservé entre plaques, à la date du 3 juillet de la même année.

Les 6 inoculations pratiquées avec notre vaccin liquide, recueilli entre deux colonnes d'huile le 19 juin 1853, donnèrent cinq boutons très beaux, et les piqûres faites au bras gauche avec le virus recueilli entre plaques le 3 juillet 1854, ne donnèrent aucun signe de vie.

Le 17 septembre, nous avons obtenu les mêmes résultats sur les enfants Paul Cuissot, âgé de 6 ans, et sur Henri Cuissot, âgé de 7 mois. Ces faits, qui ne sont point les seuls que nous ayons notés dans notre état de vaccination de 1854, parlent plus haut que toutes les belles théo-

ries que nous pourrions faire sur la supériorité de
notre conservation. Comme nous l'avons déjà dit,
nous avons obtenu des boutons de vaccine,
toutes les fois que nous en avons eu besoin ou
que nos confrères nous en ont demandé.

Dans plusieurs circonstances, notre honorable
confrère, M. le docteur Campmas, médecin en chef
de l'hôpital civil et militaire de notre ville, se-
crétaire du comité central de vaccine, nous a
prié de lui donner du virus de bras à bras, pour
satisfaire aux demandes qui lui étaient faites dans
sa nombreuse clientelle. Sept, huit jours après,
il a toujours eu à sa disposition de beaux boutons de vaccine. Tout dernièrement encore, le
10 novembre, alors que nous avions terminé nos
vaccinations depuis le mois de septembre, il nous
témoigna le vif désir d'avoir le plus tôt possible
du virus frais pour revacciner la garnison. Plusieurs cas de petite vérole s'étaient déclarés, à
l'hospice, dans la salle des militaires. Nous inoculâmes notre vaccin, conservé depuis 15 mois,
à l'enfant Rosa Mary, âgée de 4 mois. Le 17,
M. Campmas pouvait disposer de trois magnifiques
boutons qui s'étaient développés avec une fièvre
très marquée. Nous ajouterons que nous avions
revacciné le même jour et avec le même vaccin :
Mlle Cécilia Gaugiran, âgée de 17 ans ; M. Charles Gaugiran, âgé de 15 ans ; Mlle Louise Latour,

âgée de 19 ans, et Mlle Anna Latour âgée de
14 ans. Mlle Cécilia Gaugiran et Mlle Louise Latour eurent chacune deux boutons. Nous fûmes
obligé de suspendre nos vaccinations et nos revaccinations par une circonstance bien doulou-
reuse et bien cruelle pour nous.

Nous éprouvons le besoin de constater ici que,
lorsque la petite vérole sévissait parmi les militaires et contre quelques individus entrés depuis
peu de temps à l'hospice, aucun cas ne s'est déclaré
parmi nos nombreux *revaccinés* du mois de mai
précédent; et cependant l'épidémie était dans l'é-
tablissement, et quelques uns de nos revaccinés
étaient couchés entre des varioleux.

Le 9 novembre, nous proposâmes à deux jeunes gens de leur inoculer la petite vérole, leur
assurant toute immunité, attendu que leur vaccine supplémentaire avait eu de très beaux résultats. Sur leur refus, nous nous inoculâmes le
virus variolique pris sur des boutons au 6e jour.
(Nous nous étions revacciné dans le mois de juin,
sans succès). Notre exemple enhardit nos deux
revaccinés; et sur nos 18 piqûres nous ne constatâmes point la moindre *efflorescence* variolique.

Le 5 janvier 1855, nous avons revacciné Jean
Cagnac, âgé de 26 ans. Sur 6 piqûres nous avons
obtenu 4 boutons. Quant à Jules Cagnac, âgé de
2 mois, que nous avons vacciné le même jour,

nous ne pouvons indiquer le résultat. Ce jeune enfant a été placé en nourrice à la campagne, sa mère étant atteinte, à cette même époque, d'une petite vérole très confluente. (Nous avons constaté qu'elle portait 6 belles cicatrices de première vaccine.)

Le 19 janvier 1855, nous avons donné à un de nos honorables confrères un tube de virus–vaccin, conservé entre deux petites colonnes d'huile d'olive vierge. Le vaccin et le liquide conservateur, malgré une température de 7 degrés au–dessous de zéro, étaient parfaitement limpides. Le fluide vaccin était d'un aspect tout–à–fait semblable au virus qui perle à la surface d'un bouton que l'on vient de piquer, et cependant nous l'avions recueilli le 29 *mai* 1853.

Le 26 janvier, nous avons vacciné avec un tiers du même tube qui avait déjà servi à M. le docteur Seguin pour une vaccination, Rosalie Gaut, âgée de 15 mois. Avec les boutons de cette enfant, M. Campmas et Nous, avons pratiqué le 3 février deux vaccinations.

Le 10 février, nous avons constaté chez Edmond Boyer, et chez Mlle Adèle de Gualy, des boutons magnifiques. Aujourd'hui, 23 février, nous utilisons le restant du tube pour revacciner Mlle conserver, à des intervalles si éloignés, le virus-vaccin avec toute sa vertu reproductive, qui permet de se servir du même tube pour plusieurs vaccinations, suivant la volonté et les besoins des vaccinateurs, est un procédé bien avantageux, surtout pour les très-nombreuses localités où il est impossible d'avoir des boutons de vaccine toute l'année. Nous l'avons dit dans notre avant-propos, les vaccinations que nous avons pratiquées, avec notre virus-vaccin et avec nos premiers boutons, nous ont paru bien plus satisfaisantes que les vaccinations faites avec le virus conservé par les anciens procédés et avec les premiers boutons obtenus péniblement avec les croûtes et les plaques.

Notre expérience est complètement d'accord avec la théorie que nous nous étions faite.

Il est certain que le virus, recueilli au moment où il est le plus actif, placé constamment à l'abri de l'air et en contact avec un liquide éminemment conservateur, doit donner de plus beaux résultats, doit produire des germes plus énergiques, plus puissants, plus *virulents*, que le vaccin qui s'est affaibli ou détérioré dans les plaques, et qui a vieilli dans les croûtes.

Nous ne dirons point qu'avec le virus-vaccin, recueilli et conservé d'après notre procédé, on doive nécessairement réussir dans toutes les vac-

cinations. Les inoculations de *bras à bras* ne donnent point *toujours* des boutons. Il y a des individualités qui paraissent réfractaires à la vaccine
comme à toute espèce d'infection. On ne peut
point espérer du virus-vaccin conservé, plus que
du vaccin de bras à bras. Au contraire, il faut
s'attendre à un plus grand nombre d'insuccès;
c'est évident pour tout le monde.

Le meilleur moyen de conservation du liquide
préservateur sera celui qui réussira, non pas toujours, la chose est impossible, mais celui qui
donnera le plus de résultats affirmatifs. C'est ce
que nous avons obtenu avec nos procédés, et
c'est ce qu'obtiendront, nous l'espérons, tous ceux
qui voudront les employer. Notre manière de procéder est aussi simple dans son exécution, qu'elle
est et qu'elle doit être heureuse dans ses conséquences.

En procédant comme nous, il sera extrêmement
facile à tous les médecins d'avoir *toujours* à leur
disposition un préservatif sûr contre la petite
vérole, et un agent thérapeutique pour combattre
certaines maladies, pour améliorer certaines constitutions.

Nous ne connaissons point la nature intime du
virus-vaccin; nous ne connaissons que ses ad-
mirables effets. La chimie n'a trouvé que de l'albumine et de l'eau. La loupe et le microscope

ne nous ont pas mieux fait connaître sa mystérieuse organisation. Il est probable que le principe *virulent* échappera à toutes les recherches que la science pourra faire. Le vaccin est comme tous les virus en général, très délicat et très susceptible de détérioration. Nous croyons, cependant, qu'il peut conserver indéfiniment sa vie propre, si on le met à l'abri de tout élément destructeur. Il nous est impossible de prévoir le dernier terme de sa conservation.

Nous espérons avec notre procédé conserver, pendant un très long temps, le précieux liquide, et nous sommes heureux de penser que nous contribuerons à un tel résultat qui intéresse de si près la pratique vaccinale et l'humanité.

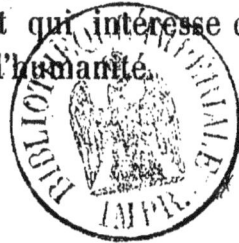

FIN.

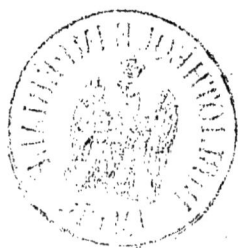

www.ingramcontent.com/pod-product-compliance
Lightning Source LLC
Chambersburg PA
CBHW070807210326
41520CB00011B/1872